AF474997

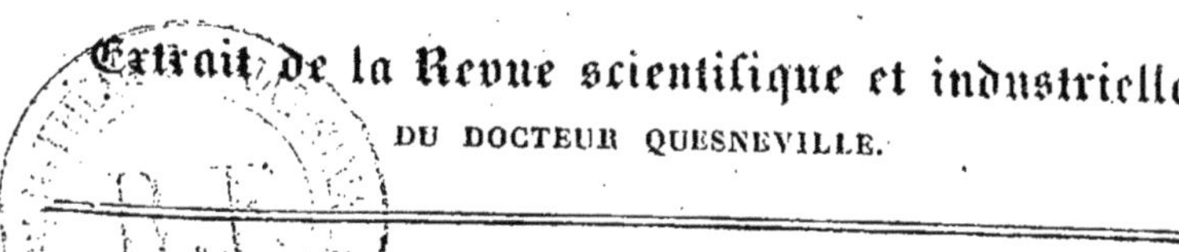
Extrait de la Revue scientifique et industrielle
DU DOCTEUR QUESNEVILLE.

OBSERVATIONS
SUR LA
CONSTITUTION LA PLUS INTIME DES ANIMAUX,
CONSIDÉRÉE
AUX POINTS DE VUE DE L'ANATOMIE ET DE LA PHYSIOLOGIE GÉNÉRALES,

Par M. A. BAUDRIMONT,
Professeur à la Faculté des sciences de Bordeaux.

2e édition.

L'examen attentif des phénomènes les plus généraux de la vie conduit à ce principe en apparence paradoxal : *La nutrition peut avoir lieu sans intestin, la respiration n'a besoin ni de branchies ni de poumons pour exister, la locomotion peut se faire sans système musculaire, la sensibilité générale n'exige point un système nerveux, l'audition peut se faire sans oreilles et la vision sans yeux.* En effet, plusieurs animaux inférieurs, tels que certains infusoires et un grand nombre de zoophytes, ne possèdent aucune espèce de cavité qui puisse représenter l'intestin ; cependant ils naissent, vivent, s'accroissent et meurent ; donc ils se nourrissent. Ces mêmes animaux ne peuvent vivre dans l'eau privée d'oxygène ; donc ils respirent. Il en est beaucoup qui se meuvent avec rapidité, évitent les obstacles à distance, sans se choquer contre eux ; donc ils éprouvent quelque sensation analogue à la vision (1). Le moindre contact, les moindres vibrations, le bruit même, les font fuir ou se contracter ; donc ils jouissent de la sensibilité générale et d'une sensibilité spéciale analogue à celle qui est excitée par les vibrations qui produisent le son. — Chez ces êtres, il n'existe réellement qu'un seul ordre d'organe : la cellule élémentaire. Elle peut s'accroître, se reproduire, et possède en elle le principe du mouvement et de la sensibilité. — L'animal type, l'animal fondamental

(1) Spallanzani (*Nouvelles recherches sur les découvertes microscopiques et la génération des corps organisés*, in-8°, Londres et Paris, 1769. p. 22) a fait de nombreuses observations conformes à ce qui vient d'être dit. Je les ai souvent répétées et les ai trouvées parfaitement exactes.

est donc d'une simplicité extrême. — S'il en est ainsi, à quoi servent ces organes si divers des animaux supérieurs, qui paraissent jouir de fonctions spéciales? A quoi servent l'intestin, l'appareil respiratoire, les vaisseaux, les nerfs, les organes locomoteurs et reproducteurs? c'est ce que nous verrons bientôt; mais il importait d'abord de constater qu'ils n'étaient point indispensables à l'accomplissement des principales fonctions de la vie animale. — D'une autre part, si l'on suit le développement organique des animaux supérieurs, depuis le premier instant de leur vie indépendante, depuis la fécondation de l'ovule ou plutôt de la vésicule germinative, on observe les mêmes faits, et l'on est conduit aux mêmes conséquences.

Enfin, la constitution anatomique des animaux supérieurs se trouve considérablement élucidée par ces sortes de considérations, et, par un retour sur elle-même, elle fournit des éléments précieux pour la solution de cet intéressant problème.

Il résulte de ce court examen que l'on peut invoquer trois sortes de preuves à l'appui du principe énoncé en tête de ce mémoire: 1° celles tirées de la comparaison de l'ensemble du système animal; 2° celles tirées de l'évolution embryonnaire des animaux; 3° celles tirées de la structure la plus intime des animaux. Ces trois sortes de preuves vont être examinées successivement, ensuite viendront les conclusions. Dans chacun des paragraphes réservés à ces sortes de preuves, on examinera successivement et quand il y aura lieu:

1° La nutrition et la respiration;
2° La reproduction;
3° Les sensibilités générale et spéciale;
4° La locomotion.

I

PREUVES TIRÉES DE LA ZOOLOGIE COMPARÉE.

En comparant entre eux les êtres qui composent le règne animal, depuis les plus élémentaires jusqu'aux plus compliqués, on peut suivre le développement de l'organisation. D'abord ce sont des êtres d'une simplicité extrême, un amas de cellules dans lesquelles s'accomplissent pourtant les principaux phénomènes de la vie animale; puis, en remontant l'échelle organique des animaux, on voit les êtres se modifier par une transition insensible, et les principaux organes apparaître d'abord à l'état rudimentaire; ensuite se développer, se localiser et passer ainsi par toutes les modifications, par toutes les formes observées dans le règne animal. Cette étude, qui a donné des résultats si précieux par suite des recherches des zoologistes modernes, peut encore être rendue plus féconde en comparant les êtres et leurs organes au point de vue physiologique, c'est-à-dire au point de vue des fonctions qui s'accomplissent en eux ou par eux. C'est par un examen de cette nature qu'il devient possible de remonter à la source de la vie et d'en trouver les véritables lois.

Nutrition, respiration, perméation, circulation.

Les animaux supérieurs sont essentiellement formés d'un tissu primitif, fondamental, que l'on a nommé *cellulaire* ou *celluleux*, et que j'ai désigné sous le nom d'*histose*. Ce tissu semble être la matière plastique qui donne une forme à l'animal. Tantôt il s'épanouit en membranes, comme les aponévroses; ou s'étend en cordons, comme les tendons et une partie des ligaments; ou bien il reçoit dans des espaces cellulaires diverses matières qui viennent s'y déposer, comme la fibrine musculaire; ou qui incrustent chacune de ses particules, comme les matières terreuses qui lui font acquérir une dureté plus ou moins considérable, ainsi que cela se voit dans les os et les cartilages.

Les animaux les plus inférieurs, ainsi que l'histose, sont formés de cellules juxtaposées, et ce tissu semble être réellement le représentant de l'animal inférieur dans le supérieur; de cet animal très simple qui s'est compliqué peu à peu pour s'élever de la monade, de la ligule et du zoophyte jusqu'à l'homme. Il représente tout à la fois le tissu primitif et l'élément fondamental des animaux.

Les zoophytes les plus simples et les infusoires monadaires sont entièrement formés de cellules agglomérées, ainsi que Spallanzani l'a nettement indiqué pour ces derniers êtres, et ainsi que j'ai pu m'en assurer et le vérifier par de nombreuses observations dont les premières remontent à 1831 (1).

Les cellules médianes étant beaucoup plus faciles à apercevoir que les autres, quelques observateurs les ont prises pour les ovaires des monades. M. Ehrenberg les considère comme une suite d'estomacs, et c'est sans doute cette dernière opinion qui l'a conduit à établir la grande classe des infusoires *polygastriques*.

On ignore réellement comment se font la nutrition et l'accroissement des animaux.

Pour ce qui est de l'accroissement, on ne sait pas si la vésicule germinative, qui est l'animal pris à son origine la plus reculée, se

(1) Spallanzani, ouvrage déjà cité, p. 14, 18 et 20.

développe successivement, et si finalement elle revêt tout l'animal, ou bien si d'autres vésicules viennent se juxtaposer contre elle. Dans le premier cas, des vésicules devraient s'interposer dans son tissu pour qu'elle pût prendre un accroissement convenable; dans le second, de nouvelles vésicules prendraient naissance en dehors d'elle. L'étude approfondie de ces faits serait de la plus haute importance et conduirait à l'explication du phénomène fondamental de l'embryogénie.

La vésicule germinative renferme elle-même une foule de vésicules, ou peut-être de simples particules destinées à devenir des vésicules, ainsi que cela est rendu de la plus grande évidence par l'addition d'une goutte d'eau de baryte.

Chacune des vésicules internes peut devenir par la suite le centre de nouvelles actions organiques et donner ainsi naissance à une création successive de vésicules se formant à l'intérieur les unes des autres. Le mode de formation des cellules qui vient d'être indiqué, et qu'il eût été possible de prendre à une origine encore plus éloignée, ainsi que je le ferai voir dans un Mémoire spécial, et ainsi que je l'ai d'ailleurs déjà indiqué dans mon traité de chimie à l'occasion des généralités relatives aux corps particulaires; ce mode de formation, dis-je, n'est peut-être pas le seul seul employé pour l'accroissement des animaux. Les tissus étrangers à l'histose, ou plutôt les matières qui se déposent en lui, peuvent le faire par un ou plusieurs autres modes, ainsi que cela peut avoir lieu pour les matières grasses, la matière musculaire, la matière minérale des os et la matière nerveuse.

Au simple point de vue de la nutrition de l'animal adulte qui a parcouru toute sa période d'accroissement, il est évident que les éléments organiques n'ont qu'une durée limitée et qu'ils sont remplacés par de nouvelles matières provenant des aliments.

Si l'on considère l'animal dans cet état, et si l'on n'étudie que ce qui se passe dans l'histose, le seul tissu qui se trouve chez tous les animaux, ou même dans une seule cellule de l'histose, on trouve que les phénomènes organiques et chimiques constituant la nutrition, qui s'y accomplissent, sont les mêmes, quel que soit le degré d'organisation de l'animal (1).

La paroi d'une cellule est perméable aux fluides : ils peuvent la traverser du dehors au dedans et du dedans au dehors. Il s'exécute

(1) On contestera peut-être que l'histose existe chez tous les animaux, parce qu'un de ses caractères est de donner de la gélatine par l'eau bouillante; mais au point de vue organique, cette propriété est tout à fait secondaire et ne peut être invoquée contre le fait affirmé dans ce paragraphe.

ainsi un mouvement intime qui est un des caractères appréciables de la vie.

Le mouvement des fluides dans les cellules est soumis aux quelques unes des lois observées par Dutrochet, relativement aux tissus organiques; mais il est principalement dû à l'action chimique qui s'accomplit en elles; action qui est une des causes premières de la vie.

La cellule est pénétrée par des matières salines et organiques dissoutes dans de l'eau chargée d'oxigène.

Sous l'influence organique de la cellule et d'une action déjà commencée, ces diverses matières réagissent les unes sur les autres, et même, sans aucun doute, sur les parois de la cellule elle-même qui, tant qu'elle est vivante, jouit sans cesse de la propriété de se détruire et de se reproduire : la reproduction se fait ainsi du dedans au dehors. Par suite de ces réactions, de nouveaux produits sont éliminés. Ces produits sont de l'azote, de l'acide carbonique et probablement une partie des matières que l'on retrouve dans les urines des animaux pourvus d'organes propres à la sécrétion de ce fluide.

La matière absorbée est albuminoïde. Par la perte d'une partie du carbone et de l'azote qu'elle contient, elle donne naissance au tissu cellulaire qui, par suite de cette même perte, est finalement plus oxigéné que la matière qui lui a donné naissance.

Le phénomène qui vient d'être décrit d'une manière succincte a lieu chez tous les animaux, quelque simples ou quelque compliqués qu'ils soient. Il caractérise essentiellement la vie, et tout ce qui vient s'y ajouter n'est que pour mettre l'histose ou l'élément fondamental à même de remplir une fonction invariable et indispensable.

Une cellule simple, isolée ou réunie à d'autres cellules pour former une masse cellulaire, éprouve le phénomène de nutrition; elle est soumise à l'action fondamentale de la respiration nécessaire à l'accomplissement de ce dernier acte, et il s'opère au travers de ses parois un phénomène d'endosmose et d'exosmose que je distingue par le nom de *perméation*.

La perméation est une propriété du premier ordre dont l'étude a été négligée jusqu'à ce jour et qui joue un rôle éminent dans les phénomènes de la vie animale.

La cellule est nourrie par des aliments que l'on peut dire digérés; mais lorsque les aliments n'ont pas subi l'atténuation et les modifications convenables pour pouvoir être employés immédiatement à la nutrition, il apparaît une cavité intestinale destinée à cet objet. Cette cavité se complique de plus en plus et se trouve finalement accompagnée d'organes propres à modifier les aliments par les fluides qu'ils sécrètent, et les disposent à éprouver une espèce de filtration organique qui, non seulement en opère le départ, mais les modifie quelquefois chimiquement. Les aliments, après cette opération, sont soumis à l'action de l'oxigène. Pour cela, au premier degré de l'organisation, l'animal vit dans de l'eau qui tient ce fluide en dissolution; mais pour peu qu'il soit compliqué, il n'est point suffisamment perméable, et le fluide ambiant n'est mis en rapport avec les éléments intimes qui le constituent qu'à l'aide d'appareils spéciaux: branchies, quand l'animal est aquatique, et poumons ou trachées, quand il est aérien.

Le fluide nourricier provenant des aliments et le fluide vivifiant provenant de l'air, sont transportés par des vaisseaux qui les distribuent à tout l'être. C'est ainsi que s'accomplit la circulation; mais *où la circulation finit, commence la perméation*, fonction par laquelle, non seulement les fluides traversent les parois des cellules, mais même cheminent d'une cellule à l'autre et peuvent traverser des tissus dans toute leur épaisseur. C'est ainsi que s'accomplit la transpiration chez les êtres supérieurs. Fonction dont l'importance est généralement reconnue, mais non encore appréciée comme elle mérite de l'être.

Si l'on a bien suivi ce qui a été exposé dans ce paragraphe, on a dû comprendre que la vie est due à l'accomplissement de fonctions identiques dans tout le règne animal; que la nutrition, la respiration et la perméation ont lieu dans une seule cellule, dans l'animal le plus simple, comme dans le plus compliqué, et que la multiplicité des organes que l'on observe chez ces derniers a pour but essentiel d'adapter les phénomènes fondamentaux aux circonstances variées dans lesquelles ils vivent.

REPRODUCTION.

Vésicule germinative, ovule, œuf, calice, ovaire, oviductes, utérus.

Au point de vue de la reproduction, les animaux présentent la même unité et la même simplicité qui a été exposée pour la nutrition et ses dépendances. Les plus inférieurs peuvent naître par scission ou par le développement d'une des cellules qui les constituent. Cette cellule primitive, fondamentale, est observée chez tous les animaux; elle porte alors le nom de vésicule germinative. Seulement, lorsque par la scission elle se détache du polype, elle est animée de la vie générale de l'être qu'elle abandonne; tandis que la vésicule germinative proprement dite, ou celle des œufs, a besoin d'être fécondée pour acquérir une vie indépendante qui lui permette de se développer en dehors de la souche ou de la mère qui l'a produite.

En remontant les degrés de l'échelle animale, la cellule prend naissance dans une enveloppe qui s'ouvre à une époque déterminée et la laisse échapper. Ce premier degré d'ovulation est déjà l'un de ceux observés chez les spongioles (Laurent). Cette cellule élémentaire est la vésicule germinative ou le premier rudiment de l'ovule; cette enveloppe est le calice, qui se rencontre dans toute la série animale. L'ovaire, qui apparaît à un degré plus élevé, n'est qu'une réunion de calices. Ainsi, chez tous les animaux, le mode de reproduction est le même, et les appareils plus ou moins compliqués destinés à transmettre l'œuf au dehors de la femelle, ou à lui donner asile jusqu'à l'éclosion, tels que les trompes, les oviductes, l'utérus, ne sont que des appareils accessoires qui accommodent le procédé général de la reproduction aux conditions d'existence dans lesquelles vivent les divers animaux.

Le premier développement de l'animal se fait toujours au sein d'un liquide, ainsi que cela est indispensable pour que le mouvement organique puisse s'effectuer; car, si l'on a dit en parlant des réactions chimiques *corpora non agunt nisi sint soluta*, on peut dire que la création animale ne peut avoir lieu qu'au sein du liquide.

Les animaux vertébrés les plus bas de l'échelle naissent et vivent dans un liquide : ce sont les poissons. Ceux qui viennent ensuite naissent dans un liquide qu'ils abandonnent lorsqu'ils ont subi leurs dernières métamorphoses et vont vivre dans l'air : ce sont les amphibiens. Enfin, chez les animaux tout à fait supérieurs, les premiers instants de la vie et les métamorphoses se passent encore au sein d'un liquide; mais ce liquide est circonscrit : il peut exister dans l'air ou dans un utérus. Dans le premier cas, il est dans un œuf proprement dit, œuf dans lequel la vésicule germinative est entourée de tous les aliments nécessaires à l'évolution de l'animal. S'il est fécondé, il ne lui faut plus qu'une température convenable et le contact d'un air chargé d'une quantité variable d'humidité, selon les espèces, comme chez les ovipares, reptiles et oiseaux. Dans le second cas, l'œuf moins complet séjourne dans un utérus où finalement il reçoit d'un organe vasculaire spécial, le placenta, les aliments nécessaires à son développement : c'est ce qui a lieu chez les mammifères.

Les serpents vivipares sont privés d'utérus et il n'y a point de placenta; mais leurs œufs sont complets : ils contiennent un vitellus qui fournit les aliments, et il s'y développe une membrane allantoïdale qui fonctionne comme organe respiratoire. Dans ce cas, l'œuf reçoit l'oxigène indispensable à l'évolution animale par la perméabilité des tissus de la mère, ainsi que le fœtus des mammifères le reçoit du sang qui imprègne le placenta.

TRANSMISSION NERVEUSE.

Système cérébro-spinal. — Système sympathique. — Sensibilités générale et spéciale.

Le système nerveux en général n'est point indispensable à la vie animale. On ne l'observe point chez les êtres les plus simples, tels que les monades et les spongiaires. En effet, à quoi servirait-il? La cellule est sensible et elle représente à elle seule toutes les fonctions physiologiques essentielles que l'on rencontre dissociées et attribuées à des systèmes anatomiques distincts chez les animaux supérieurs.

L'animal inférieur est simple, homogène; le moindre contact, la moindre pression, la plus faible vibration, imprimés à une partie de son corps se propagent dans toute l'étendue de son être avec une rapidité extrême, et sans subir d'altération ni d'atténuation sensibles; tandis que chez les animaux supérieurs la propagation cesse bientôt, parce que le mouvement s'éteint en rencontrant une foule d'organes divers qui le transmettent irrégulièrement dans une multitude de directions et lui retirent son caractère primitif.

Ce qui est sensation pour les animaux supérieurs, doués d'un système nerveux, n'est plus qu'un ébranlement vibratoire pour les êtres inférieurs; un ébranlement qui est toutefois le même que celui qui est propagé par le système nerveux.

Si l'animal se complique, s'il est articulé, s'il est formé de pièces qu'il faut mettre en rapport les unes avec les autres, alors apparaît le système nerveux qui est indispensable.

Toujours propagateur d'actions qui se transmettent avec une rapidité extrême par des mouvements vibratoires, le système nerveux établit, tantôt la relation et la dépendance mutuelles des parties, comme le trisplanchnique ou grand sympathique des animaux supérieurs; tantôt il agit comme *moniteur* pour prévenir les centres des phénomènes qui se passent autour d'eux; tantôt, enfin, pour un mode d'action inverse, il transmet la volonté de l'animal du centre à la périphérie.

Les cordons nerveux sont, comme cela est bien démontré

d'ailleurs, des agents de relation ou de transmission. Ils fonctionnent comme les fils d'un télégraphe électrique qui, sans présenter le moindre mouvement apparent, transmettent une action d'un lieu à un autre, même très éloigné, avec une si grande rapidité, que le parcours peut en être d'environ cent vingt mille lieues par seconde. Toutefois, ainsi que cela vient d'être exposé, les filets nerveux ne deviennent utiles que lorsque l'animal présente une structure compliquée et lorsqu'il y a nécessité de relier entre elles les différentes parties qui le constituent (1).

De Lamarck, Cuvier, Latreille, ont admis que chez les animaux très inférieurs la matière nerveuse était combinée intimement avec les particules de l'animal et qu'elle lui imprimait ainsi une espèce de sensibilité générale. Si l'on peut dire cela de la matière nerveuse, il faudrait en dire autant de l'élément moteur ou musculaire, et c'est le cas d'examiner si la complication de la composition élémentaire est véritablement indispensable aux phénomènes vitaux qui s'accomplissent chez les animaux doués d'une simplicité organique extrême; en un mot, s'il existe une relation nécessaire entre la composition chimique des organes et les fonctions qu'ils remplissent. Cette relation existe chez les animaux supérieurs de l'embranchement des vertébrés, où les divers systèmes anatomiques sont séparés et présentent chacun en particulier une composition analogue, sinon identique. Cependant on observe des différences notables, et quoique la chimie ne soit point encore intervenue d'une manière suffisante dans cette étude, il est facile de voir que les muscles des poissons cartilagineux diffèrent sensiblement de ceux des mammifères. Si, quittant les vertébrés, on considère les animaux articulés proprement dits, tels que les crustacés, les insectes, les annélides, et surtout les mollusques, on demeure convaincu que l'identité de composition chimique n'est pas absolument nécessaire pour l'accomplissement d'une même fonction organique. En effet, les mouvements des mollusques terrestres, par exemple, semblent s'accomplir d'une tout autre manière que ceux des animaux articulés, formés des pièces distinctes qui doivent s'infléchir les unes sur les autres pour que la progression puisse se faire. Les mouvements des mollusques s'exécutent successivement de proche en proche et sont presque du même ordre que ceux des animaux inférieurs.

La relation entre la composition chimique et la fonction physio-

(1) Voir ma thèse sur ces questions : Quelles sont les parties sensibles du corps des animaux ? La présence des nerfs dans les tissus est-elle une condition de leur faculté de sentir ?

logique ne paraît point indispensable, et les êtres très inférieurs, doués d'une grande simplicité organique, peuvent remplir les diverses fonctions de la vie animale, sans posséder pour cela la matière nerveuse et la matière motrice à l'état de diffusion dans les vésicules qui les constituent. En effet, la simplicité de ces êtres rend un compte suffisant des phénomènes qui s'accomplissent en eux et il paraît inutile d'avoir recours à une supposion gratuite, au moins jusqu'à ce que la preuve experimentée en ait été donnée. Il faut encore ajouter, et cette observation est importante, que la matière nerveuse et la matière motrice nous apparaissent sous forme particulaire, que c'est par suite de cette structure qu'elles fonctionnent chacune d'une manière spéciale. Or, si l'on détruisait cette structure pour imprégner les vésicules animales de la matière qui les forment, il est probable que leurs fonctions seraient interverties ou annulées.

La question qui vient d'être discutée ne doit cependant pas être considérée comme étant jugée définitivement : l'action du mâle sur les vésicules germinatives des femelles n'a peut-être pour but que de les revêtir d'une enveloppe qui les constitue dans un état dynamique particulier qui serait la vie même, en donnant lieu aux premiers phénomènes de perméation et en faisant naître l'action chimique sans laquelle elle ne peut exister.

Dutrochet a pensé trouver les rudiments d'un système nerveux formé de globules épars chez les végétaux. Il s'est fondé sur quelques réactions chimiques pour démontrer cette existence ; mais les caractères chimiques invoqués par Dutrochet sont uniquement ceux de l'albumine. D'ailleurs ce qui précède démontre qu'un système nerveux en particules isolées serait inutile, parce qu'il ne pourrait remplir aucune des fonctions attribuées à celui des animaux. A moins toutefois que ces éléments organiques épars ne représentent le système nerveux animal d'une manière *traditionnelle*, comme bien des organes qui n'ont en réalité aucun usage. C'est ainsi que les mamelles des animaux mâles représentent celles des femelles et semblent indiquer par *tradition* une époque où les ascendants de l'homme furent hermaphrodites.

Sensibilité spéciale. — Vision.

Il a déjà été dit que certains animaux privés d'yeux par la nature se comportent comme s'ils en étaient doués.

Si de l'animal le plus simple on remonte vers les plus développés ou les plus élevés dans l'échelle organique, on voit l'organe de la vision se localiser et se compliquer peu à peu. D'abord c'est un point noir présentant une apparence de choroïde qui revêt sans doute une rétine nerveuse, puis viennent s'ajouter à cet œil élémentaire des milieux transparents, une ou plusieurs lentilles, qui donnent lieu finalement à des instruments très variés remplissant tous la même fonction à l'égard de l'élément primitif de l'œil, ou la rétine.

La choroïde possède une teinte noire qui permet de la reconnaître, et son existence suppose celle d'une rétine; car la choroïde est dépourvue de la sensibilité spéciale qui est mise en action par la lumière, et elle n'est que le commencement d'instruments optiques qui apparaissent et se développent à mesure que l'on remonte les degrés de l'échelle animale. Quand la choroïde manque, il peut encore y avoir une rétine ; mais on ne sait point la reconnaître, parce qu'elle n'est caractérisée par rien d'apparent, à moins toutefois qu'elle ne soit admise par suite de l'existence de nerfs optiques ; enfin, la rétine elle-même peut manquer, comme cela a été dit, et la vision n'en existe pas moins.

Audition.

Chez les animaux supérieurs, aériens, l'oreille se compose de diverses parties portant des noms spéciaux : on distingue l'oreille externe, l'oreille moyenne et l'oreille interne. J'ai déjà eu l'occasion, dans d'autres circonstances (1), de démontrer que les deux premières parties de l'organe auditif représentaient un instrument acoustique ayant pour but de transformer les vibrations sonores aériennes en vibrations d'un liquide ou d'une pulpe.

L'animal étant formé de liquides qui imprègnent des matières molles, et la pulpe nerveuse étant de cet ordre, il faut finalement que les vibrations subissent les transformations nécessaires pour être appropriées à ce dernier organe, qui est le centre de toutes les perceptions.

Chez les animaux purement aquatiques, les vibrations du milieu dans lequel ils vivent se transmettent directement, et les deux oreilles, externe et moyenne, manquent complétement; car elles seraient réellement plus nuisibles qu'utiles. Ces animaux étant composés de parties hétérogènes, dont les plus extérieures sont protectrices ou destinées à lutter contre les circonstances qui tendent sans cesse à anéantir la vie, la nature a dû réserver un organe spécial pour l'audition, mieux disposé que les autres parties

(1) Voir ma thèse sur l'acoustique.

de leur corps pour éprouver et apprécier les vibrations sonores et pour les transmettre immédiatement au centre nerveux.

A mesure que l'on descend les degrés de l'échelle animale, on voit que l'organe se simplifie. Celui des animaux aériens supérieurs, si compliqué, est déjà réduit considérablement chez les poissons; mais au-dessous de ces animaux on le voit se dégrader encore et s'éteindre. Chez les mollusques céphalopodes, il y a un sac auditif contenant des otolithes et recouvert par une pierre qui est peut-être la première trace de l'étrier; chez les écrevisses, les canaux demi-circulaires n'existent plus : il n'y a qu'un sac auditif sans otolithes.

Au-dessous de ces animaux l'organe auditif a disparu, mais l'audition se fait encore : l'animal est tout oreille!

Locomotion.

La locomotion totale ou partielle existe chez tous les animaux, puisqu'elle est le principal caractère qui sert pour les distinguer des autres êtres. Les animaux inférieurs, tels que certains infusoires, se meuvent avec une agilité extrême, et cependant ils n'ont aucun appareil locomoteur spécial; chez eux, on n'aperçoit ni squelette ni muscles.

La cellule est éminemment contractile et elle conserve ce caractère même chez l'homme : sous l'influence de la contractilité, les tissus se resserrent et se relâchent. C'est à cette propriété fondamentale qu'il faut rapporter les phénomènes de *l'irritabilité* et de *la contractilité :* c'est encore à elle que les médecins ont attribué *l'orgasme*, *la tonicité* et *l'éréthisme*. Ces divers phénomènes sont dus à l'animal inférieur qui se dévoile par son activité dans l'animal supérieur.

Le squelette a pour but de maintenir les parties des animaux, afin d'éviter qu'elles s'affaissent sur elles-mêmes. Chez les animaux supérieurs, il forme un système spécial, tantôt interne, tantôt externe; il a pour principales fonctions alors d'être la base de la construction de l'animal, de servir d'attache aux muscles qui sont les agents immédiats de la locomotion, et de protéger les principaux viscères en les revêtant d'une enveloppe résistante.

La consistance du système osseux est due à de la matière minérale qui incruste les cellules d'un tissu spécial. Les divers éléments anatomiques retiennent aussi de la matière minérale, incrustante, maintenue par une adhésion puissante, en quantité beaucoup moins grande que dans le système osseux, mais cependant suffisante pour leur donner de la consistance. Cette matière minérale modifie beaucoup les propriétés apparentes des tissus, et l'action que les agents chimiques exercent sur eux.

Chez les animaux inférieurs, et surtout ceux qui n'atteignent que de faibles dimensions et qui vivent au sein de l'eau, il n'y a nulle trace de système osseux. La densité du liquide dans lequel ils vivent étant presque égale à la leur, ils se trouvent dans les mêmes conditions d'équilibre que celles des particules mêmes de ces liquides. L'action de la pesanteur se trouvant ainsi rendue presque nulle, ils n'ont besoin que de la résistance nécessaire pour vaincre l'inertie et l'adhésion des particules du liquide afin de se mouvoir.

Les êtres inférieurs manquent donc complétement des organes locomoteurs spéciaux, soit passifs, soit actifs, que l'on observe chez les animaux supérieurs, et cependant ils se meuvent.

La matière minérale qui est dans leurs vésicules, et qui leur donne de la consistance, conduirait à penser que ces mêmes particules sont imprégnées de la matière nerveuse, ainsi que plusieurs zoologistes l'ont avancé, et même de matière motrice; mais il faut attendre que l'expérience ait prononcé avant d'adopter cette opinion qui n'est fondée que sur une simple hypothèse.

II

PREUVES TIRÉES DE L'EMBRYOGÉNIE.

Nutrition et respiration.

Si l'on porte l'attention sur les œufs des ovipares proprement dits, qui peuvent être soumis à une étude constante et facile, on trouve qu'aussitôt qu'ils sont placés dans les conditions nécessaires à l'incubation, ou en d'autres termes, lorsqu'après avoir été fécondés, ils sont mis en présence de l'oxigène et d'une température suffisamment élevée, la vie commence. Elle est signalée par les produits d'une véritable respiration et par le mouvement organique qui indique l'evolution de l'être vivant. Cependant, à cette première époque, il n'existe aucun appareil respiratoire spécial. — Cette première période de la respiration précède l'apparition du sang : le but final de la respiration n'est donc point uniquement de de changer le sang veineux en sang artériel.

Dans le grand travail que M. Martin Saint-Ange et moi avons entrepris sur l'évolution embryonnaire des oiseaux et des batraciens, travail qui a été couronné par l'Institut, nous avons vu que, chez les oiseaux, à cette première période en succédait une seconde. Autour du germe animal apparaît une aire entrecoupée de canaux ramifiés qui s'accroît jusqu'à une certaine époque de l'incubation. Dans les canaux apparaissent plus tard des globules sanguins, reconnaissables à leur couleur d'un rouge vif. Ces canaux se transforment en vaisseaux; enfin, plusieurs de ces vaisseaux s'atrophient, tandis que les autres demeurent permanents; mais apparaît un nouvel organe, *l'allantoïde*, une vésicule qui se développe successivement et finit par embrasser toute la périphérie de l'œuf, et se trouve ainsi en contact avec les membranes qui revêtent la paroi interne de la coquille qui est perméable à l'air. D'où il résulte que cette vésicule se trouve en présence de ce fluide, dont elle absorbe l'oxigène destiné à entretenir la vie de l'embryon, en fonctionnant comme un organe pulmonaire; car l'allantoïde est le poumon des œufs. Elle est parcourue par des vaisseaux sanguins, puissants et nombreux, et elle est l'agent d'une deuxième circulation et d'un troisième mode de respiration. Enfin, l'animal est développé, il quitte sa coquille, l'allantoïde cesse de fonctionner et la respiration s'opère par un organe pulmonaire proprement dit. C'est là le troisième mode de circulation, et le quatrième et dernier mode de respiration.

N'y a-t-il point un rapport très remarquable entre cette succession d'organes si différents qui fonctionnent tous finalement pour obtenir le même résultat, la nutrition et la respiration, et ce que l'on observe aux divers degrés de l'échelle animale?

La vie se trouvant essentiellement caractérisée par une suite de phénomènes organiques et chimiques, ayant essentiellement la nutrition pour but, il est facile de comprendre que ces phénomènes peuvent avoir lieu chez les êtres élémentaires, sans que l'on observe de poumon, ni de branchies, ni aucune espèce de vaisseaux. Car ces organes, que l'on regarde comme spéciaux, ne sont véritablement que des organes accessoires, qui accommodent l'être fondamental aux modifications de sa forme et aux circonstances dans lesquelles il vit. En effet, à quoi pourraient-ils servir lorsque l'animal cellulaire est plongé dans un fluide, qui lui apporte et l'aliment et l'oxigène qui doit le vivifier.

Par une suite de cet ordre de faits, on voit comment et pourquoi les œufs aquatiques n'ont point d'allantoïde : le fluide ambiant leur apporte tout ce qui est nécessaire au développement des embryons qu'ils contiennent.

Voici l'exposé des phénomènes de nutrition et de respiration qui s'accomplissent successivement dans l'œuf des oiseaux :

Au premier moment de sa vie indépendante, l'animal est représenté par une simple vésicule qui se trouve en rapport avec l'air extérieur, par suite de la perméabilité de la coquille qui la recouvre. Pour que ce phénomène puisse s'accomplir, quelle que soit la position de l'œuf, la densité moyenne du vitellus est plus faible que celle des albumens, et il résulte de cette condition qu'il flotte à leur surface et près de la coquille; d'une autre part, la partie du vitellus environnant la cicatricule est moins dense que celle qui lui est opposée: il résulte de cette disposition admirable que, non seulement le vitellus s'élève à la partie supérieure des albumens, au moins autant qu'il peut le faire sans détruire leur structure, mais que la cicatricule est toujours tournée en dessus (1). Bientôt le mouvement organique commence autour de la vésicule germinative; il se forme une aire sillonnée de canaux qui, par les matériaux nutritifs qu'ils charrient et par l'oxigène qui y pénètre, fonctionnent tout à la fois comme intestin et comme appareil respiratoire. Le cœur est formé, la circulation s'opère dans une direction déterminée, l'animal se dessine et grandit.

Le premier mode de nutrition et de circulation qui vient d'être décrit ne suffit bientôt plus: une partie des vaisseaux de l'aire s'atrophie et doit disparaître; de nouveaux vaisseaux recouvrent le vitellus (vésicule ombilicale), et y puisent les matériaux nutritifs qu'il renferme et les transportent dans l'animal. Ces matériaux ne peuvent être assimilés sans que la respiration ou l'action de l'air intervienne, et pour satisfaire à cette nouvelle condition, l'allantoïde est apparue et s'est accrue. Au douzième jour, elle revêt toute la surface interne de la coquille de l'œuf, chez la poule. Elle n'adhère nulle part et flotte dans la couche d'air qui a traversé cette envoloppe. Elle absorbe l'oxigène de l'air, et par de nombreux vaisseaux artériels elle va le porter dans l'animal. Des vaisseaux veineux rapportent ce sang lorsqu'il est épuisé d'oxigène et le *revivifient par l'action de l'air.*

On a donc, à cette troisième période, la nutrition et la respiration opérées par des organes distincts et séparés, mais le but final est le même.

L'allantoïde est un organe pulmonaire d'une forme toute spéciale. On n'y observe point de cellules comme dans les poumons des vertébrés aériens: c'est une simple membrane qui revêt tout l'œuf. On conçoit que cela devait être pour mettre la plus grande surface pos-

(1) Voir le mémoire de MM. Baudrimont et Martin Saint-Ange, sur l'évolution embryonnaire des animaux vertébrés.

sible en contact avec l'air : dans le premier cas, ce fluide pénètre dans les poumons; dans le second, l'organe est constamment plongé dans l'air.

Quand l'animal devient aérien, l'allantoïde s'atrophie et le véritable poumon fonctionne. Ce dernier organe est représenté par une masse poreuse, ainsi que cela vient d'être dit, très variable en apparence, mais ayant toujours pour but d'absorber de l'air. Cet air se trouve alors en contact avec les ramifications vasculaires, humides, *qui représentent de véritables branchies.*

L'animal aérien a donc des branchies au fond de ses poumons.

Une fois absorbé, l'oxigène est transporté par la cirulation, mis en contact avec l'aliment; il pénètre dans les vésicules organiques et y opère les modifications nécessaires à l'accomplissement de la nutrition. Enfin les produits gazeux de cette modification sont ramenés au poumon, qui les élimine.

Si l'on résume ce qui précède, on trouve nettement que ce n'est ni dans les branchies, ni dans les poumons que s'accomplit la fonction chimique fondamentale de la respiration, *mais dans toutes les parties vivantes du corps de l'animal ;* que ces organes ont uniquement pour fonction d'absorber l'oxigène et de le disposer à y être tranporté à l'aide de vaisseaux sanguins, et d'exhaler une fraction des produits de l'action chimique qu'il exerce sur elles.

La suite des métamorphoses organiques qui ont lieu chez les oiseaux, à l'état embryonnaire et à partir des premiers instants de leur vie indépendante, permet d'observer quatre modes de respiration. On peut même dire d'une manière plus générale encore que cela s'observe chez tous les animaux ovipares qui deviennent aériens dans la dernière période de leur vie ; car les amphibiens, dont les œufs sont aquatiques, appartiennent à cet ordre. On a donc :

1° Respiration sans vaisseaux apparents, sans circulation proprement dite. *Celle de la vésicule germinative correspondant à celle des animaux simplement vésiculaires.*

2° Respiration précédant la création du sang; la circulation dans des canaux et correspondant à un mode de circulation non encore distingué d'une manière bien nette chez les animaux adultes, mais qui doit y exister, même à l'état d'isolement. Il faudrait étudier sous ce point de vue les animaux à sang blanc, et, à un degré plus élevé correspondant à l'apparition du sang rouge, les poissons cartilagineux et la raie en particulier (1).

3° Respiration allantoïdienne.

(1) Des travaux anatomiques de M. Martin Saint-Ange et de M. Nat. Guillot semblent confirmer cette observation.

4° Respiration pulmonaire bien caractérisée, qui est la même chez tous les vertébrés aériens.

L'évolution embryonnaire des mammifères a lieu dans des conditions spéciales. C'est d'abord comme chez les oiseaux, et même comme chez tous les animaux, une cellule qui devient un ovule. Cet ovule, après la fécondation, se revêt de membranes diverses, puis il se met en communication avec la mère par un organe particulier nommé placenta (1).

On connaît le développement organique des œufs utérins; mais on ne possède aucune expérience directe, qui fasse connaître positivement les fonctions chimiques qui s'accomplissent dans cet acte; cependant les observations faites sur les autres espèces d'œufs permettent d'admettre ce qui suit :

Immédiatement après la fécondation, l'ovule des œufs utérins absorbe des fluides, et respire par son contact avec les organes ambiants de la mère. L'embryon et l'ovule prenant du développement, la surface de ce dernier devient insuffisante pour prolonger l'action commencée; alors apparaît un nouvel organe : le chorion, membrane recouverte de villosités vasculaires qui puisent dans le fluide ambiant les éléments nécessaires pour continuer l'édification de l'embryon. Ce nouveau mode d'action sur les fluides ambiants devient lui-même insuffisant, et un nouvel organe volumineux, et encore éminemment vasculaire apparaît : c'est le placenta.

Dans les premiers moments qui suivent la formation du placenta, le vitellus ou le contenu de la vésicule ombilicale ont dû suffire, comme chez les amphibiens, à l'édification embryonnaire; mais ce vitellus, très petit, devient tout à fait insuffisant, et les villosités du chorion d'abord, puis le placenta ensuite, amènent à l'embryon la nourriture nécessaire: le placenta est donc tout à la fois un organe qui sert à l'alimentation et à la respiration. Par une de ses extrémités, il va puiser chez la mère les matériaux indispensables à l'accomplissement de ce phénomène; par l'autre extrémité il les distribue dans l'être en cours d'évolution; il est en même temps chargé de rapporter au point de départ les fluides qui doivent être vivifiés de nouveau par l'action de l'oxigène. Le transport des ma-

(1) Au point de vue physiologique, les ovules se développent dans trois conditions différentes : dans l'eau, dans l'air, dans l'intérieur de la mère. Il résulte trois espèces d'œufs de ces trois sortes de développement : ceux à enveloppe muqueuse qui n'ont jamais d'allantoïde, ni de placenta; ceux à enveloppe scléreuse ou calcaire, qui ont une allantoïde, et ceux qui ont un placenta dans la période d'évolution.

tériaux nutritifs de la mère au fœtus se fait par simple perméation, ou au travers de la double membrane utérine et placentaire ; aussi, pour atteindre ce résultat, et surtout pour puiser dans le sang maternel une quantité suffisante d'oxigène, combien est grand le développement de la surface placentaire qui adhère à l'utérus : elle est hérissée de renflements claviformes qui pénètrent dans des cavités correspondantes de ce dernier organe. Il résulte évidemment de cette disposition spéciale, que l'œuf utérin des mammifères ne peut avoir qu'une vésicule ombilicale *traditionnelle*, et qu'il ne peut avoir de véritable allantoïde, quoi qu'en disent quelques anatomistes, car le placenta remplit à lui seul les fonctions de ce dernier organe des œufs aériens, et celles de la vésicule ombilicale. On peut même dire qu'il ne remplit ces dernières fonctions que d'une manière incomplète, puisqu'il ne fournit rien par lui-même, et qu'il puise dans la mère des matériaux qu'il ne fait que transmettre et tout au plus élaborer.

On peut conclure des détails précédents, que ce qui se passe chez les mammifères ne représente qu'une des phases de l'évolution embryonnaire qui, au point de vue de la physiologie générale, est toujours la même, quoiqu'elle ait lieu à l'aide d'organes fort différents.

Reproduction. — Sensibilité. — Locomotion.

Chez les animaux à l'état d'embryon et situés dans un œuf ou dans un utérus, il ne peut être question ni de reproduction, ni de locomotion, ni même de sensibilité générale ou spéciale, puisque ces êtres sont loin d'être adultes, puisqu'ils ne sont point mis en rapport avec les agents extérieurs, et puisque enfin ils ne peuvent sortir de leur œuf. Cependant il y aurait quelques observations à signaler, car la science a acquis des faits de la plus haute importance à cet égard ; par exemple, la production d'astéries entièrement libres par des animaux fixés au sol. Lorsque les œufs sont transparents, comme ceux des amphibiens et des mollusques terrestres, on aperçoit des mouvements de l'animal, et, à cet égard, je ne puis éviter de citer un fait des plus remarquables, relatif tout à la fois à la sensibilité générale, au moins telle qu'elle est comprise et admise par quelques physiologistes actuels, et à la locomotion.

De jeunes têtards de grenouilles, renfermés dans l'œuf, et ayant un degré de développement tel qu'ils ont une queue bien apparente, se meuvent toujours dans le même sens. Si l'on aojute un sel de morphine à l'eau dans laquelle ils sont plongés, ils s'engourdissent et leurs mouvements cessent. Si, au lieu d'un sel de morphine, on en emploie un de strychnine, en quelques minutes ce sel a traversé les enveloppes muqueuses de l'œuf et l'animal éprouve des convulsions violentes ; il se roule et se déroule successivement dans deux sens opposés, enfin se roidit et meurt, il éprouve donc un accès de véritable *tétanos*.

Il est éminemment remarquable que les deux poisons, morphine et strychnine, se comportent exactement vis-à-vis de ces animaux comme chez les mammifères adultes et l'homme en particulier.

A cette époque du développement de l'embryon des batraciens, le système nerveux n'est point encore arrivé au terme de sa formation, à peine aussi peut-on distinguer des muscles ; mais on reconnaît des cellules dans toutes les parties de l'animal. La cellule primitive et fondamentale peut donc aussi être sollicitée comme le système musculaire des animaux supérieurs (1) ?

III.

PREUVES TIRÉES DE LA CONSTITUTION ANATOMIQUE DES ANIMAUX.

Les chapitres précédents ont été consacrés à l'examen comparatif des animaux et à leur développement successif, à partir du moment de la fécondation. Les détails qui ont été donnés ont dû permettre de comprendre que l'animal se complique à mesure qu'il s'élève dans l'échelle animale, ou qu'il se développe en partant de l'état embryonnaire pour devenir adulte et atteindre ainsi le dernier degré de perfection de son espèce. Ces deux grandes vérités sont parfaitement reconnues par les naturalistes, et plus encore on a reconnu que les embryons des animaux supérieurs, en se développant, passaient par les divers degrés d'organisation observés dans l'échelle animale.

Dans ce chapitre, j'ai pour but de démontrer que *l'animal adulte, d'un degré d'organisation quelconque, présente en lui les divers degrés d'organisation des animaux qui lui sont directement inférieurs* (2).

(1) Voir le mémoire de MM. Baudrimont et Martin Saint-Ange sur l'évolution embryonnaire des oiseaux et des batraciens.

(2) Cette assertion n'est vraie qu'autant que l'on adopte la classification zoologique par embranchements de Cuvier. Un insecte et un mollusque, situés au degré supérieur de leur échelle spéciale, ne peuvent avoir leur organisation représentée dans celle de l'homme ; mais les animaux de tous les embranchements, au degré le plus inférieur de leur organisation, viennent se réunir en un même point de départ. Si j'adopte les embranchements de Cuvier comme représentant assez nettement le développement de la série animale, je reconnais que l'embranchement des zoophytes, tel qu'il l'a établi, est loin de ce qu'il devrait être réellement. Les *zoophytes*, en partant

Nutrition. — Respiration.

L'animal fondamental, élémentaire, primitif, plongé dans un fluide qui contient les matières indispensables à son alimentation, et l'oxigène qui doit les rendre assimilables, peut être d'une simplicité extrême. Lorsque les aliments nécessitent une préparation préalable, ils doivent être digérés pendant un certain temps ; alors apparaît un tube intestinal, d'abord d'une simplicité extrême, destiné à cet usage. Peu à peu cet appareil se complique, à mesure même que les autres systèmes prennent du développement : il s'y ajoute de nouveaux appareils en rapport avec ces mêmes systèmes.

Finalement, le but de la nutrition n'est-il point le même? Ce qui précède n'a-t-il pas démontré, que quelque compliqué que soit l'appareil digestif, il a pour but de faire subir aux aliments une préparation qui les rende assimilables et les amène justement au point où ils se trouvent quand ils peuvent immédiatement concourir à l'édification des animaux inférieurs? Le tissu fondamental de l'organisation n'est-il pas chez tous les animaux, et ne se nourrit-il pas de la même manière?

Le phénomène est plus compliqué, il est vrai ; la nutrition doit concourir à l'édification ou à l'entretien de plusieurs systèmes organiques. Les aliments doivent éprouver une espèce de départ qui doivent le localiser.

Il résulte de cela même la preuve du principe énoncé en tête de ce chapitre : à mesure qu'apparaissent les systèmes organiques, chacun d'eux entraîne avec lui des conditions spéciales, et, finalement, tous ces systèmes et les conditions qu'ils comportent se trouvent réunis dans les animaux supérieurs.

Au point de vue de la respiration, il est facile de comprendre que tout le corps des animaux supérieurs, à cela près du système épidermique peut-être, est pénétré d'oxygène, comme celui des

du degré le plus simple de l'organisation, et en rayonnant, arrivent par une transition insensible aux *radiaires*, qui représentent le développement d'un embranchement spécial, aux *mollusques*, aux *articulés* et aux *vertébrés*.

C'est ainsi que les zoophytes doivent être classés, la philosophie de la science l'exige ; et je m'acquitterai un jour de ce travail, dont j'ai compris la nécessité depuis de longues années, depuis mes premières études zoologiques.

La classification indiquée dans cette note résout la grande question soulevée par Cuvier et Geoffroy Saint-Hilaire sur l'unité de formation des animaux, en n'adoptant complétement aucune des opinions émises par ces deux savants, mais en coordonnant tout le règne animal d'après le principe fondamental de son unité d'origine, qui n'est point repoussée par la diversité des types, et qui s'accorde très bien avec la classification par embranchements.

animaux les plus inférieurs; les vaisseaux que l'on y observe ont pour but de puiser des aliments dans l'intestin, et de l'oxygène dans un appareil spécial. Ce dernier appareil est branchial pour les animaux aquatiques. Les branchies aquatiques ne pouvant fonctionner directement dans l'air, un nouvel appareil s'y ajoute : elles deviennent un poumon poreux qui reçoit l'air, le dissout, le transmet à l'appareil branchial faisant partie du système vasculaire, qui le transmet lui-même à tout l'être.

Les divers degrés d'organisation de l'animal se trouvent donc nettement représentés dans le mammifère adulte. Il n'y manque aucune des phases de la *nutrition*, de la *respiration* ou de la *perméation* qui jouent un rôle immense chez tous les êtres vivants.

On a longtemps cherché la structure du poumon, et les anatomistes ne sont pas d'accord à cet égard. La physiologie générale et les détails dans lesquels nous sommes entré démontrent qu'il y a de véritables branchies cachées dans les profondeurs de cet organe. Le reste de l'appareil n'a d'autre but que d'ajouter à ces branchies ce qui est nécessaire pour qu'elles puissent fonctionner dans l'air.

Reproduction.

Ce qui a été dit précédemment établit d'une manière fort nette que l'appareil reproducteur des femelles des mammifères présente tous les degrés d'organisation observés chez les animaux inférieurs : *cellule*, *ovule*, *calice*, *ovaire*, *trompe*, *oviducte*, *utérus*. La cellule devient un ovule, l'ovule devient un œuf en séjournant dans l'oviducte, où il subit une nouvelle complication. Dans un utérus c'est encore un œuf; mais dans de nouvelles conditions de développement et avec des modifications spéciales (1). Le calice, l'ovaire, la trompe, l'oviducte, l'utérus sont des organes qui s'adaptent à l'organe fondamental, sans le modifier en aucune manière au point de vue de sa fonction physiologique, et qui ont pour but de le placer dans les conditions convenables à son développement.

Il reste à examiner l'influence de la fécondation. Dans ce cas, il faut reconnaître que l'animal inférieur possède en lui la puissance de la femelle qui crée la cellule reproductive, et la puissance du mâle qui lui donne une vie indépendante. Si, à mesure que l'on s'élève dans l'échelle animale, on voit ces deux fonctions se séparer en se modifiant à l'infini; au point de vue général de la philosophie, elles ne restent pas moins ce qu'elles sont chez les êtres les plus inférieurs.

(1) Il est regrettable que notre langue n'ait pas un terme spécial pour désigner l'ovule qui se développe dans un utérus.

Les récentes observations de M. Ch. Robin, qui a fait connaître le cloisonnement des cellules constituant les spermatozoaires, ont beaucoup avancé l'étude de cette question. On trouvera peut-être un jour que l'ovule des animaux inférieurs, ou les cellules qui s'en détachent comme une véritable bouture, contiennent en elles les principes de ces deux sortes de cellules : ceux émanant du mâle et ceux émanant de la femelle.

Sensibilités générale et spéciale.

Les détails relatifs au système nerveux, contenus dans le paragraphe où sont rassemblées les preuves tirées de la zoologie comparée, établissent nettement que la cellule élémentaire est douée de sensibilité. Ils établissent encore que les cordons nerveux sont les propagateurs de cette action. Si l'animal inférieur est contenu dans l'animal supérieur, il faut reconnaître qu'il y a une communication directe entre le tissu élémentaire et le système nerveux. Il faut que ce tissu et les nerfs aient une disposition spéciale pour que ce résultat puisse être obtenu ; car sans cela, la sensation s'éteindrait dans le tissu même et ne serait point perçue par le centre nerveux. J'entre dans ces détails, car on pourrait fort bien objecter que, si l'on peut considérer le derme comme étant sensible, la même chose ne peut être dite du tissu cellulaire interne.

Si le nerf seul était sensible, il faudrait qu'il s'épanouît considérablement et revêtit toute la peau, car tous les points de la peau sont sensibles.

On connaît trop peu le mode de terminaison des nerfs pour pouvoir l'objecter à ce qui vient d'être dit.

La rétine est épanouie sous forme de membrane, le nerf acoustique se termine de la même manière, dans le limaçon et les canaux demi-circulaires, mais il est douteux que les autres nerfs affectent le même mode de terminaison (1).

Malgré les efforts des anatomistes micrographes, cette question laisse encore beaucoup à faire. Ce que l'on sait toutefois permet de penser que le derme est sensible et que la sensation peut être communiquée au cerveau par les filets nerveux.

Jusque dans ces derniers temps on a véritablement trop accordé

(1) J'ai trouvé, il y a environ quinze ans, que le nerf optique du bœuf se continue avec la rétine par des petits filets qui en émanent. M. Martin Saint-Ange a fait la même observation sur des yeux humains. On sait que ce mode de communication est celui qui existe entre le nerf acoustique et les membranes annulaires et spiroïde de l'oreille interne.

Il y a déjà longtemps aussi que M. Auzoux enseigne que tous les nerf de la sensibilité se terminent en membrane au système nerveux : on lui a dévolu toute la motilité et toute la sensibilité. A entendre certains physiologistes, le cerveau, le cervelet ont tour à tour recélé toute la force motrice, et les muscles, si puissants, si volumineux qu'ils fussent, n'étaient que passifs vis-à-vis de ces organes. Cette opinion est évidemment erronée, puisque dans le règne animal le cerveau et le cervelet diminuent quand le système musculaire augmente, comme on peut en avoir la preuve en considérant les cétacés, les grands reptiles et les poissons. Il doit en être de même de la sensibilité : la peau est sensible, mais la perception ne peut avoir évidemment lieu que par l'intermède du système nerveux, qui est l'agent de la transmission.

Locomotion.

Les mouvements des animaux supérieurs ont évidemment lieu à l'aide d'un système spécial : le musculaire. Mais indépendamment de ces grands mouvements nécessaires à l'accomplissement de certaines fonctions ou bien auxquels appartient la locomotion proprement dite, il y a d'autres mouvements qui, sans pouvoir déplacer le corps de l'animal en entier, se manifestent cependant par des phénomènes évidents, tels que la *constriction*, l'*horripilation*, le *mouvement vibratile*, etc. Ces mouvements ne sont nullement soumis à l'influence de la volonté. Ils sont évidemment dus à la structure cellulaire des éléments organiques, et se passent chez l'homme comme chez les animaux inférieurs.

Il est inutile d'entrer dans de plus grands détails relativement à la *locomotion* et à la *motilité*. Ce qui a été dit développe suffisamment la pensée émise en tête de ce chapitre, que *l'animal adulte, d'un degré d'organisation quelconque, présente en lui les divers degrés d'organisation des animaux qui lui sont directement inférieurs.*

En résumant ce qui précède, on voit l'animal cellulaire se développer autant que le lui permettent la pesanteur et le fluide dans lequel il vit, comme on en a des exemples dans les acalèphes marins et quelques gastéropodes terrestres ; plus tard des pièces calcaires les revêtent, ainsi que cela s'observe dans les mollusques en général. Les appareils de la nutrition et de la respiration se modifient à mesure que l'animal se complique, et se mettent en rapport avec les autres systèmes.

Aussitôt que l'animal possède des articulations mobiles, des fibres spéciales destinées à les mettre en mouvement apparaissent ; le principe de la génération, de la sensibilité et de la contractilité se conserve, et l'animal supérieur, une fois formé, possède à la fois sous une seule enveloppe tous les systèmes organiques fondamentaux des animaux inférieurs, systèmes considérés au point de vue des fonctions physiologiques primitives qu'ils remplissent.

RÉSUMÉ.

Les principales fonctions de la vie animale : la *nutrition* et la *respiration*, la *reproduction*, la *sensibilité*, la *motilité* et la *locomotion*, peuvent être observées chez les animaux les plus simples, uniquement formés de cellules.

A mesure que l'on s'élève dans l'échelle animale, on rencontre des organes ou des appareils spéciaux plus ou moins compliqués, dévolus à chacune de ces fonctions, et qui ont pour but de les adapter aux diverses conditions d'existence des animaux.

La respiration et la nutrition présentent quatre degrés principaux : 1° sans canaux, ni vaisseaux apparents ; 2° par des canaux ; 3° par des vaisseaux et une respiration *branchiale* ou *aquatique ;* 4° par les mêmes organes, plus une respiration *pulmonaire* ou *aérienne.*

Ces quatre degrés existent à la fois chez l'animal adulte supérieur.

A mesure que l'animal se complique, on voit se développer deux systèmes organiques de transmissions spéciales : le système vasculaire qui transmet les produits matériels, le système nerveux qui transmet les mouvements vibratoires.

Il existe en outre une perméabilité générale fonctionnant en dehors des vaisseaux, et que l'on rencontre dans toute l'échelle animale. Elle est la base fondamentale et l'origine de toute espèce de circulation. Dans toute l'échelle animale, cette fonction en activité reçoit le nom de *perméation.*

La reproduction par ovules est la même à tous les degrés de l'échelle animale.

Au parallélisme si bien démontré des échelles *zoologique, palæontologique* et *organogénique*, il faut ajouter celui *de la constitution anatomique de l'animal adulte qui représente en lui les divers degrés fondamentaux de l'organisation des animaux qui lui sont inférieurs.*

Les applications qui découlent des observations précédentes sont extrêmement nombreuses. Elles sont relatives à l'anatomie, à la physiologie, à la pathogénie, à la pharmaceutique (Ampère) et à la thérapeutique. Je m'efforcerai d'en donner une esquisse dans de prochains Mémoires.

Paris. — Imprimerie de E. MARTINET, rue Mignon, 2.

BIBLIOTHEQUE NATIONALE DE FRANCE
3 7531 03287053 8